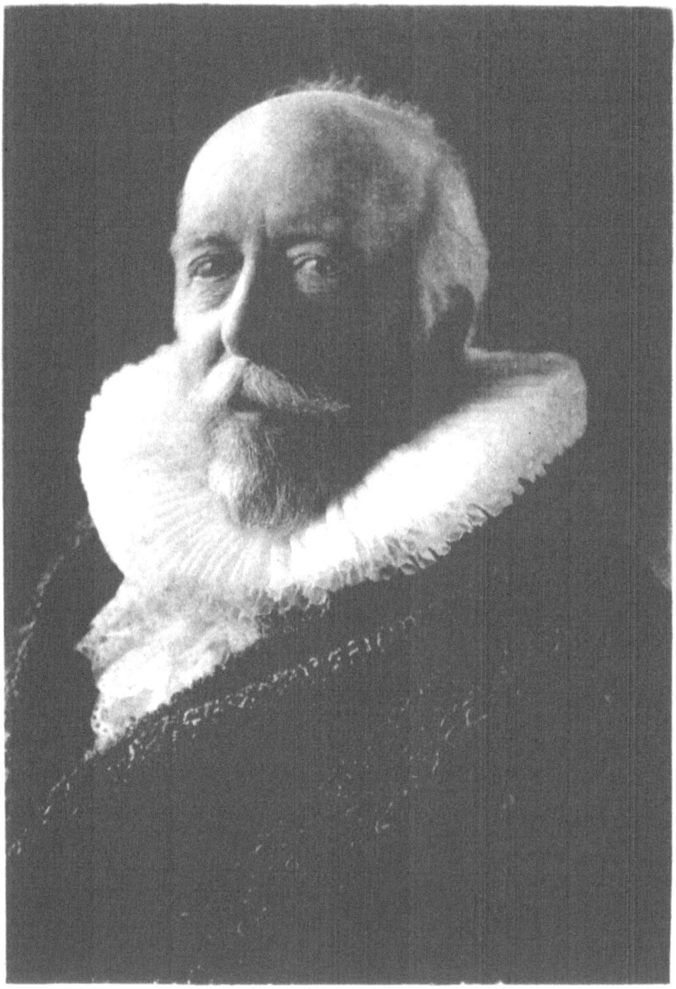

Sonderabzug aus „Mitt. d. Geogr. Gesellschaft in Hamburg Bd. XXIII.“

Johann Georg Mönckeberg, Dr. d. R. †.

Am 27. März 1908 hat Hamburg seinen präsidierenden Bürgermeister und die Hamburger Geographische Gesellschaft ihren langjährigen ersten Vorsitzenden, Herrn Dr. d. R. Johann Georg Mönckeberg, Magnificenz, geboren am 22. August 1839 in Hamburg, nach kurzem Krankenlager durch den Tod verloren. Weit über die Mauern der Vaterstadt hinaus hat das Ableben dieses hervorragenden Mannes die grösste Teilnahme hervorgerufen, denn er war ein Mann der Tat im weitgehendsten Sinne und in ihm wohnte ein grosser Geist. Unsere Gesellschaft hat den Vorzug gehabt, 16 Jahre von ihm geleitet zu werden; sie wird allzeit seiner in Dankbarkeit gedenken.

Als am 28. April 1892 der damalige stellvertretende Vorsitzende, Herr Schulrat Hoche, die Mitteilung gemacht hatte, dass Herr Senator Adolph Hertz das Präsidium aus Gesundheits-Rücksichten niedergelegt habe und aus dem Vorstande ausgeschieden sei, da wurde dem Vorstande der Auftrag erteilt, sich mit dem Beirat über eine für die Präsidentenschaft geeignete Persönlichkeit zu verständigen. In Ausübung dieses Mandats trat Vorstand und Beirat am 12. Mai 1892 zusammen und konnte die Mitteilung des Herrn Senator Roscher entgegennehmen, dass Herr Bürgermeister Mönckeberg eine auf ihn fallende Wahl anzunehmen bereit sei. Infolgedessen einigten sich sämtliche Anwesende auf Herrn Bürgermeister Mönckeberg für den vakanten Präsidentenstuhl. Am 2. Juni 1892 erfolgte dann die Wahl per Akklamation durch die Gesellschaft. Mönckeberg übernahm in gleicher Sitzung den Vorsitz, indem er der Versammlung für das ihm geschenkte

Vertrauen dankte und erklärte, dass er den Arbeiten und Bestrebungen der Gesellschaft das lebhafteste Interesse entgegenbringe und hoffe, dass es ihm gelingen werde, dem ihm geschenkten Vertrauen zu entsprechen und den übernommenen Pflichten gerecht zu werden.

Die Übernahme des Präsidiums seitens Mönckebergs fiel mitten in die Vorbereitungen für die vom Verfasser angeregte und von der Geographischen Gesellschaft zusammen mit dem Verein für Kunst und Wissenschaft auf den 12. Oktober 1892 in grossem Stile anberaumte Feier zur Erinnerung an die vor 400 Jahren erfolgte Entdeckung Amerikas durch Christoph Columbus. Die im August 1892 über Hamburg hereingebrochene verheerende Cholera-Epidemie vereitelte den grössten Teil der auch von Mönckeberg mit regstem Interesse verfolgten auf die Feier bezüglichen Pläne und gebot im übrigen einen Aufschub der geographischen Sitzungen bis zum 3. November 1892. Am Abend dieses Tages fand eine gemeinschaftliche Sitzung der Geographischen Gesellschaft und des Naturwissenschaftlichen Vereins zum Empfang des aus Ostafrika heimgekehrten Dr. Franz Stuhlmann statt. Mönckeberg eröffnete die Sitzung mit einer Ansprache. Es war die erste, in welcher er vor der Öffentlichkeit sein Interesse und Verständnis für die geographische Forschung bekunden konnte.*) Ihr sind im Laufe der nächsten 16 Jahre viele gleich inhaltreiche und formvollendete Reden gefolgt; es sei besonders an diejenigen erinnert, welche Mönckeberg gelegentlich der Feier des 25jährigen Bestehens unserer Gesellschaft in der Festsitzung am Vormittag des 17. März 1898 gehalten hat.**) Und auch am Abend desselben Tages, als sich 560 Mitglieder zu dem eigenartigen submarinen Fest in den Sagebiel'schen Sälen vereinigt hatten, da wusste er wiederum der lokalen Bedeutung unserer Gesellschaft in geschicktester Weise das Wort zu reden und gleichzeitig dem in unserer Stadt herrschenden Streben nach dem Idealen Ausdruck zu verleihen. Freudigen Herzens stimmten die Versammelten darauf Herrn Sigmund Hinrichsen, dem damaligen Präsidenten der Hamburger Bürgerschaft zu, als dieser sich anschickte, den Namen des Bürgers unserer Stadt zu nennen, dessen stets gedacht werde, wenn man von den Besten spräche, der den Präsidentenstuhl der Geographischen Gesellschaft ziere, auf dessen Schultern zwar schon so viel Arbeitslast gehäuft sei, dass man ihm die wenigen Stunden der Musse wohl zur

---

*) Siehe diese Mitteilungen 1891—92 p. 352.

**) Siehe diese Mitteilungen Band XV p. 228 u. ff.

Erholung gönnen könnte, der aber stets bereit sei, sie noch herzugeben im Interesse und zum Ruhme der Vaterstadt. Diese Worte Hinrichsen's haben sich in der Tat bis zum Tode Mönckeberg's bewährt. Wie er sich an den Sitzungen unserer Gesellschaft betätigt, wie er unseren selbständigen Forschungs-Unternehmungen während der letzten 16 Jahre (Sievers' Reisen in Venezuela, Gottsche's geologischen Untersuchungen in Schleswig-Holstein, Belck-Lehmann's Expedition nach Armenien, Max Friederichsen's Forschungen in Zentral-Asien, Theobald Fischer's dritte Reise nach Marocco, Michaelsen's Reise nach West-Australien, Alois Kraus' wirtschaftliche Studienreise nach Indien) Vorschub geleistet, wie er der Feier des 70. Geburtstages unseres Altmeisters Georg von Neumayer besonderen Glanz zu verleihen verstanden, wie er an den für Hamburg denkwürdigen Tagen des 5. und 6. Oktober 1899 den VII. Internationalen Geographen-Kongress empfangen, und wie er an der Spitze eines Hamburger Komitees für die Beschaffung der Mittel zur würdigen Durchführung der Deutschen Antarktischen Expedition unter Führung Erich von Drygalski's eingetreten ist, darüber geben die in diesen Mitteilungen veröffentlichen Sitzungsberichte nähere Auskunft.

Die letzte der 152 Sitzungen, denen Mönckeberg präsidiert hat, war die Festsitzung am 5. März 1908, dem 35. Stiftungstage der Geographischen Gesellschaft. In gewohnter geistiger Frische und mit der ihm eigenen Beredsamkeit hat er hier zum letzten Male Rechenschaft abgelegt über die Tätigkeit unserer Gesellschaft und über die wichtigsten Ergebnisse geographischer Forschung des verflossenen Lustrums, und zum letzten Male hat er an dem an die Festsitzung sich anschliessenden Festmahl in gleich freudiger und herzgewinnender Weise wie vordem seine Sympathie für die Bestrebungen unserer Gesellschaft zum Ausdruck gebracht. Bereits drei Wochen später lag uns die traurige Pflicht ob, einen Lorbeerkranz als bescheidenes Zeichen unseres bleibenden Dankes auf den Sarg unseres allverehrten Präsidenten niederlegen zu müssen.

Wenn wir in Vorstehendem in grossen Zügen den Verdiensten Mönckebergs um die Hamburger Geographische Gesellschaft gerecht zu werden uns bemüht haben, so glauben wir daran anschliessend in Kürze kennzeichnen zu sollen, von welch hoher Bedeutung seine amtliche Stellung für die wirtschaftsgeographische Entwicklung Hamburgs gewesen ist. Aus seinem Interesse für die geographische Wissenschaft im allgemeinen leuchtet strahlend die wirtschaftsgeographische Seite im speziellen hervor. Auf ihrer Basis hat er die Entwicklung der kulturellen Verhältnisse unserer für das grössere

Deutschland so bedeutungsvollen Vaterstadt mit ihren gewaltigen, das Gewerbe, den Handel, die Schiffahrt, die Industrie und die Landwirtschaft betreffenden heimischen und überseeischen Interessen in gesetzliche Form zu kleiden verstanden. Er hat erstrebt und erreicht, was Dr. Christian Gruber als Aufgabe eines Wirtschaftsgeographen bezeichnet: „klar zu erschauen, inwieweit die heimische Scholle und das heimische Wirtschaftsleben zusammenhängen und inwieweit die natürliche Ausstattung unserer Heimat unsere volkswirtschaftlichen Zustände beeinflusst".

Ehre seinem Andenken!

Dr. **L. Friederichsen.**

www.ingramcontent.com/pod-product-compliance
Lightning Source LLC
LaVergne TN
LVHW091732021026
849161LV00003BB/587